AF461119

CONSIDÉRATIONS

MÉDICO-LÉGALES

SUR

LES MORTS SUBITES

ET

OBSERVATIONS

SUR UNE DE LEURS CAUSES

JUSQU'A PRÉSENT PEU CONNUE

(Le dégagement d'un fluide gazeux au milieu du sang en circulation)

PAR LE DOCTEUR OLLIVIER (D'ANGERS),

MEMBRE DE L'ACADÉMIE ROYALE DE MÉDECINE, ETC.

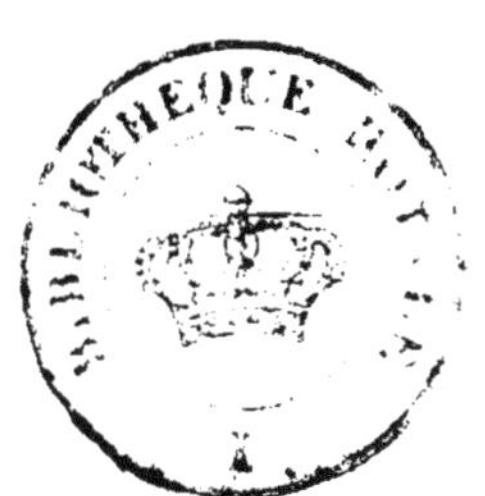

PARIS

IMPRIMERIE ET FONDERIE DE FÉLIX LOCQUIN ET COMP[IE],

Rue Notre-Dame-des-Victoires, 16.

1838.

CONSIDÉRATIONS

MÉDICO-LÉGALES

SUR

LES MORTS SUBITES.

Les faits si variés qu'on observe dans la pratique de la médecine légale ne sont pas seulement des problèmes dont la solution est fréquemment délicate et difficile; leur examen fait souvent aussi découvrir une cause bien naturelle à des accidents qui n'empruntaient toute leur gravité que des circonstances au milieu desquelles on les voit survenir.

Cette dernière réflexion est surtout applicable aux morts subites, dont les exemples sont si communs, et qu'il n'est pas rare de voir le sujet des interprétations les plus graves. Envisagées sous le rapport des causes qui les déterminent, l'étude des morts subites est du plus haut intérêt pour le médecin, et l'anatomie pathologique peut y puiser des documents importants pour l'histoire des altérations du cerveau, des poumons et du cœur, organes dans lesquels on trouve ordinairement l'explication de ces transitions brusques de la vie à la mort.

Mon but n'est pas d'examiner ici toutes les lésions qui peuvent entraîner la mort subite. Je veux surtout envisager cet accident sous le rapport médico-légal, et parmi les cas nombreux que j'ai observés depuis plus de douze années, je me bornerai à citer les suivants, à l'appui des remarques qui précèdent.

§ I. *Lésions du cerveau.*

Ier *fait.* — ***Hémorrhagie cérébrale.*** Au mois d'août 1829, la femme Livet, hémiplégique depuis sept ans, succomba tout à coup, et la rumeur publique accusa son mari d'être l'auteur de sa mort. Des motifs d'intérêt accréditèrent ces bruits : Livet, disait-on, avait tué sa femme en lui portant sur la tête des coups violents qui avaient brisé le crâne. Une enquête judiciaire fut ordonnée ; l'exhumation du cadavre fut faite *après trois mois d'inhumation.* Tous les os du crâne étaient intacts; et, malgré le temps écoulé depuis la mort, je trouvai une altération particulière résultant de la décomposition putride, qui m'autorisa à affirmer que la femme Livet était morte, non par suite de violences exercées sur sa personne, mais d'une apoplexie foudroyante (hémorrhagie cérébrale), dont le siège était dans la partie antérieure du lobe droit du cerveau. J'ai publié ailleurs (1) ce fait intéressant dans tous ses détails.

IIe *fait.* — *Apoplexie de la moelle alongée.* Le 29 janvier 1833, le nommé Montagne, âgé de 72 ans, jouissant d'une parfaite santé, part de sa demeure, voisine de la barrière Montmartre, et se rend à pied à la barrière de Fontainebleau chez M.***, charpentier, où il était attendu pour recevoir le paiement d'une rente viagère que lui faisait ce dernier. A peine entré dans la cour, il se plaint de ressentir beaucoup de fatigue, s'assied près d'un hangard, tombe presque aussitôt sur le côté, et ne tarde pas à expirer. Cette mort, aussi rapide qu'inattendue, et les circonstances dans lesquelles elle avait eu lieu, éveillèrent à juste titre l'attention de l'autorité. M. le procureur du roi me chargea de procéder à l'ouverture du cadavre, et je constatai qu'une hémorrhagie spontanée avait déchiré presque complètement la moelle alongée, et qu'ainsi la mort ne pouvait être attribuée à des violences exercées sur ce vieillard (2).

Les exemples de mort subite due à l'apoplexie sont très fréquents, et sous ce rapport ceux que je viens de citer n'offri-

(1) *Considérations médico-légales sur certaines productions résultant de la décomposition des cadavres, et qui peuvent, dans quelques cas, aider à découvrir la cause de la mort.* Archives générales de médecine, t. 27, page 467 ; année 1831.

(2) J'ai déjà consigné les détails de cette observation dans les *Archives gén. de méd.*, année 1833, t. I, p. 275, deuxième série ; et dans mon *Traité des maladies de la moelle épinière*, t. II, p. 155, troisième édition.

raient qu'un intérêt secondaire sans les circonstances dans lesquelles ils ont été observés. Les symptômes bien connus de l'hémorrhagie cérébrale ne peuvent généralement prêter à l'équivoque; aussi ne s'élève-t-il pour ainsi dire jamais de doute sur la cause de la mort lorsque l'individu succombe sous les yeux de témoins qui savent rendre compte des accidents qu'il a présentés.

Il n'en est pas de même dans certains cas de méningite où l'on a vu la mort survenir inopinément sans qu'aucun phénomène ait dénoté une inflammation qui donne ordinairement lieu à des symptômes assez caractéristiques. J'ai vu trois exemples de cette phlegmasie latente, dont l'existence ne fut révélée ainsi que par l'ouverture du cadavre. Je me contenterai d'en rapporter un seul avec détail.

IIIe *fait. — Méningite purulente.* Un ouvrier maçon se lève, comme d'habitude, dès le matin pour se rendre à son travail. Il demeurait dans le quartier de l'Hôtel-de-Ville, et arrive presque en même temps que ses camarades, rue St-Lazare, où il était employé depuis quelque temps. Il se plaint presque aussitôt d'être plus fatigué que de coutume; cependant il se met à l'ouvrage; mais les forces lui manquent, et son malaise augmentant, il quitte les travaux, et part pour regagner son domicile : il était alors 8 heures du matin. Il n'y arrive qu'à la nuit, monte dans la chambre commune où il couchait, et se met au lit. Vers neuf ou dix heures, ses camarades rentrent, et le trouvent mort. Le cadavre était déjà froid.

Quels accidents cet ouvrier éprouva-t-il avant de succomber? Que lui survint-il depuis son départ de la rue St-Lazare jusqu'à son domicile pour qu'il n'y soit arrivé qu'à la fin du jour ? On ne put avoir aucun éclaircissement à cet égard. Avait-il antérieurement reçu quelques coups qui pouvaient avoir causé sa mort ? Cette absence complète de toute espèce de renseignements fit ordonner l'ouverture du cadavre, et je trouvai une exsudation puriforme dans le tissu cellulaire sous-arachnoïdien, recouvrant la plus grande partie de la face supérieure des deux lobes cérébraux. Il n'existait aucune ecchymose à la périphérie du crâne dont les os étaient intacts. Les organes thoraciques et abdominaux étaient dans l'état sain.

Dans les deux autres cas que j'ai observés, la méningite que je découvris à l'autopsie ne s'était non plus décelée par aucun symptôme notable, et la mort avait été, comme ici, tout à fait inopinée. Dans l'un d'eux, l'enfant qui en est le sujet avait seulement paru plus triste, plus taciturne ; comme l'ouvrier dont je viens de rapporter l'histoire, il s'était plaint de malaise général, de fatigue, et pendant plusieurs jours, son peu d'empressement au travail avait été considéré comme de l'apathie, de la paresse. Il est bien probable que si ces malades eussent été observés par un médecin éclairé, celui-ci eût remarqué des phénomènes qui sont restés inaperçus, ou auxquels on n'a attaché aucune importance parce qu'on voyait ces individus ne pas accuser de souffrance bien déterminée, et se livrer jusqu'à la fin à leurs travaux accoutumés.

§ II. *Lésions des Poumons.*

Les exemples de mort subite causée par une lésion spontanée des poumons sont moins fréquents que ceux où elle résulte d'une altération du cerveau. J'en ai rapporté ailleurs (1) deux cas très remarquables ; et, si deux faits pouvaient suffire pour autoriser à établir une proposition générale, je dirais que la mort qui dépend de ce genre de cause est plus instantanée, plus subite, si l'on peut dire ainsi, que celle qui est due à l'apoplexie, en exceptant toutefois l'hémorrhagie du bulbe rachidien.

IVe *fait.—Emphysème pulmonaire.* Dans le premier exemple, la mort survint après une vive querelle qui fut suscitée entre deux beaux-frères par des affaires d'intérêt. Au milieu de l'altercation, l'un d'eux applique un soufflet à l'autre : ce dernier, plus fort que son adversaire, s'élance pour le terrasser, mais il est aussitôt retenu par plusieurs personnes qui lui font remarquer que son beau-frère est évidemment ivre. Contraint de maîtriser sa colère, il quitte le lieu où la scène venait de se passer, et arrivé à la porte de sa demeure, distante de cent cinquante pas environ, il tombe mort, la face contre terre.

Les circonstances qui avaient précédé cette mort inopinée autori-

(1) *Observations de mort subite causée par une lésion spontanée des poumons. In* Archives gén. de méd., année 1833, t. I, p. 228, deuxième série.

saient à penser qu'elle pouvait résulter du coup que cet individu avait reçu. Une enquête judiciaire fut ordonnée, et M. le procureur du roi me chargea de procéder à l'ouverture du cadavre. La cause de la mort était naturelle : elle avait été déterminée par un emphysème spontané des deux poumons.

Laennec (1) a décrit cette infiltration de l'air dans le tissu cellulaire des poumons sous le nom d'emphysème *interlobulaire*, et le fait que je viens de rapporter confirme pleinement ses remarques sur l causes occasionnelles de cet accident (page 408).

M. Piédagnel, dans un mémoire fort intéressant sur l'emphysème pulmonaire (2), a cité deux exemples de mort subite due à cette cause, et M. Pillore en a consigné trois autres dans sa thèse inaugurale (3). Malgré le doute émis par quelques médecins, je ne pense pas qu'on puisse contester désormais la réalité de cette cause dans certains cas de mort subite, surtout quand on connaît les expériences faites par M. Leroy (d'Étiolles) (4).

Ve *fait. — Congestion ou apoplexie pulmonaire.* Dans l'autre exemple dont j'ai déjà publié les détails (*Loc. cit.*), il s'agit d'un homme de 56 ans, d'une constitution très robuste, jouissant d'une santé parfaite, qui entra tout à coup dans un violent accès de colère à la vue de son propriétaire, qui le forçait à quitter son logement parce qu'il ne pouvait en payer le loyer. Il se dirige vers lui comme pour le frapper, fait quelques pas avec précipitation, pâlit, chancelle, et tombe dans les bras de celui qu'il menaçait à l'instant même.

Telle était la déclaration du propriétaire. Mais n'avait-il porté aucun coup qui eût pu causer la mort ? L'ouverture du cadavre, faite juridiquement, me démontra qu'il n'existait de traces de violences sur aucun point de la surface du corps, et je reconnus que la mort était due à une apoplexie pulmonaire.

---

(1) *Traité de l'auscultation médiate*, t. I, p. 405, quatrième édition.

(2) *Recherches anatomiques et physiologiques sur l'emphysème du poumon.* Paris, 1829, in-8°, 36 pp.

(3) *Maladies observées à l'hôpital des nouveau-nés, et à l'hospice de la vieillesse (hommes).* Paris, 1834, in-4°, n° 23.

(4) *Recherches expérimentales sur l'asphyxie.* Paris, 1829, in-8.

On ne doit pas perdre de vue que je ne parle ici que de la mort qui arrive subitement, au milieu d'un état de santé parfaite, ou au moins chez des individus qui en offrent toutes les apparences, cas dans lesquels un événement aussi inattendu devient surtout l'objet des investigations de la justice. Envisagée de la sorte, on peut dire qu'il est rare de voir cette transition brusque de la vie à la mort causée par une lésion spontanée des organes respiratoires, et j'applique cette remarque aux exemples analogues à ceux que je viens de citer, lesquels ont eu pour sujets deux individus d'une constitution robuste, à système musculaire très développé, et bien portants au moment où ils ont succombé inopinément.

J'ai pensé que c'était à la rapidité de la mort qu'il fallait attribuer, chez le second, l'absence d'hémorrhagie par la bouche ou le nez, avec un afflux si considérable de sang dans le tissu pulmonaire. (Les deux poumons étaient d'une consistance et d'une dureté remarquables, beaucoup plus pesants que dans l'état normal ; leur tissu offrait à la coupe une couleur rouge-noire très foncée ; toutes les branches des veines et des artères pulmonaires contenaient autant de caillots noirs, et concrets.

Une hémorrhagie qui surviendrait tout à coup dans un cas analogue, pourrait causer aussi subitement la mort par l'accumulation du sang dans les voies aériennes, et par l'asphyxie due à cet obstacle tout mécanique. C'est sans doute ainsi qu'il faut interpréter le fait qui m'a été communiqué par M. Lebert, interne à l'Hôtel-Dieu. Il a vu un individu, qui paraissait jouir de la meilleure santé, périr tout à coup par suite d'une hémorrhagie pulmonaire survenue instantanément, et qui ne laissa d'autres traces dans les poumons qu'une accumulation de sang dans les bronches, spécialement d'un côté, et une couleur rouge-brique du tissu pulmonaire, dans le tiers environ de l'étendue de chaque poumon. Ces organes étaient d'ailleurs parfaitement sains ; on n'y distinguait pas la moindre apparence de matière tuberculeuse.

D'après plusieurs observations recueillies à Bicêtre, par

M. Lebert, il paraîtrait que la mort peut avoir lieu subitement chez les vieillards, par l'effet d'un simple engouement des poumons. Les exemples qui l'ont conduit à admettre cette opinion, lui ont été fournis par des individus avancés en âge, affectés de diverses maladies chroniques des voies urinaires, et qui n'avaient présenté jusque là aucun signe d'une lésion quelconque des organes respiratoires. Il a vu aussi, chez des vieillards, plusieurs cas de mort subite qui ne parut avoir d'autre cause qu'une pneumonie d'étendue variable, dont l'existence ne s'était traduite au dehors par aucun symptôme particulier, et qui fut démontrée à l'ouverture du cadavre par une induration rouge ou grise d'une portion plus ou moins considérable du tissu pulmonaire. Je terminerai ce paragraphe en citant, à l'appui de ces dernières observations, le fait suivant :

VIe *fait.—Pleuro-pneumonie double.*—Une jeune fille de 22 ans, enceinte de cinq mois, éprouvait depuis plusieurs jours un malaise qu'elle ne pouvait définir. Le 8 de ce mois, elle se plaint de souffrir davantage, et s'habille pour se rendre chez sa sœur. Il était alors huit heures du matin. A neuf heures, on entre dans sa chambre, et on la trouve morte, étendue sur le carreau, près de la porte. Avait-elle succombé au moment où elle allait sortir pour demander du secours ? L'autopsie nous fit reconnaître que la mort avait été causée par une pleuro-pneumonie double et récente.

§ III. *Lésions du cœur et des gros vaisseaux.*

En retraçant l'histoire des *ruptures du cœur* dans un autre ouvrage (1), j'ai résumé les détails fournis par quarante-neuf observations, et j'ai fait voir, par ce rapprochement, que la mort subite était le plus souvent la suite de cette lésion terrible ; que tantôt les individus qui succombent ainsi, avaient offert pendant plus ou moins long-temps quelques signes de maladie du cœur, et tantôt aussi on n'avait observé aucun symptôme qui pût faire soupçonner la moindre affection de cet organe et

(1) *Dictionnaire de médecine, ou répertoire général des sciences médicales, etc.*, t. VIII, p. 343.

des gros vaisseaux. C'est alors que la rupture du cœur constitue une maladie qui commence et finit, pour ainsi dire, en même temps. Dans ce cas, la mort est déterminée par la même cause que dans les plaies du cœur ; elle résulte de la compression brusque de cet organe par le sang, qui remplit et distend en un instant le péricarde.

La mort est de même instantanée, subite, et arrive par le même mécanisme, lorsqu'il survient une rupture de l'aorte ou de l'artère pulmonaire dans un point voisin de l'insertion de ces vaisseaux au cœur, conséquemment dans la portion de leurs parois que recouvre le péricarde, et qui correspond à la cavité de cette enveloppe du cœur.

Dans les observations que j'ai rapportées, on a vu déjà quelques exemples de ces coïncidences fortuites qui font réclamer l'intervention de l'autorité judiciaire, en assimilant une mort naturelle à une mort par cause violente. De tous les faits de ce genre, je n'en connais aucun dont les circonstances aient fourni plus de présomptions que le suivant pour autoriser à croire à un assassinat.

VIIe *fait. — Rupture de l'artère pulmonaire et déchirure du péricarde coïncidant avec un coup de couteau porté dans le cou.* — Dans la soirée du 24 septembre dernier, plusieurs jeunes gens se rencontrèrent rue Montholon, dans un moment où quelques voitures arrêtées gênaient le passage. Chacun d'eux refuse de céder le terrain à son vis-à-vis, une rixe s'engage ; le nommé Lutz, âgé de 22 ans, d'une constitution très robuste, d'une santé habituellement bonne, et dont la tête était un peu échauffée par le vin, frappe de sa canne l'un des opposants, en reçoit à l'instant même un coup de couteau dans le cou, et tombe mort sur le trottoir. Relevé par ses camarades qui le croyaient évanoui, il est déposé à un corps de garde voisin, et ce fut seulement là que ses amis s'aperçurent qu'ils n'avaient apporté qu'un cadavre. Il s'était écoulé à peine quelques gouttes de sang par la plaie.

Une enquête judiciaire fut aussitôt commencée, et je fus chargé par M. Dieudonné, juge d'instruction, conjointement avec M. Devergie, de procéder à l'ouverture du corps de Lutz, afin de constater la cause de sa mort. Voici la copie de notre rapport :

« Le cadavre est celui d'un homme robuste, à formes athlétiques;

rigidité très prononcée du tronc et des membres. Trois excoriations superficielles de la peau, à la partie supérieure de la moitié droite du front; quatre autres situées sur la même ligne, au-dessous de l'oreille gauche, et se prolongeant en arrière de l'apophyse mastoïde.

» A un pouce au dessus et en dehors de l'articulation sternale de la clavicule droite, plaie de cinq lignes de longueur, dirigée obliquement de haut en bas et de dehors en dedans. La dissection de cette blessure nous a fait reconnaître que l'instrument piquant et tranchant qui l'avait produite, avait divisé obliquement les fibres des muscles peaucier, sterno-mastoïdien, sterno-hyoïdien, et sterno-thyroïdien, avait pénétré entre la trachée artère et la veine sous-clavière gauche. Là s'était arrêté l'instrument, qui n'avait intéressé aucun organe important, et dont le trajet était indiqué par une infiltration sanguine peu considérable dans le tissu cellulaire intermédiaire aux parties sus-indiquées. La blessure avait deux pouces environ de profondeur. Aucun vaisseau d'un calibre notable n'avait été lésé par l'instrument, et telle est la cause de l'absence de toute hémorrhagie au moment où Lutz fut blessé.

» La dissection des téguments du crâne mit à découvert deux ecchymoses de trois à cinq lignes de diamètre sur la bosse pariétale gauche. Aucune fracture des os du crâne. Injection très prononcée de tous les vaisseaux de la pie-mère et de la substance cérébrale : cette dernière est en même temps comme infiltrée de sérosité. Aucun épanchement sanguin soit dans les ventricules, soit dans le cerveau et la moelle allongée.

» La cavité gauche de la poitrine contient cinq livres environ de sang noir, coagulé en masse, à la surface duquel surnage plus d'une livre de sérosité jaunâtre un peu trouble (le sang épanché dans la poitrine s'était comporté exactement comme celui qu'on laisse séjourner dans un vase après une saignée). Le péricarde renferme aussi un caillot sanguin volumineux qui recouvre le cœur en totalité. Cette enveloppe fibreuse présente une déchirure irrégulière, longue de deux pouces environ, dans le point correspondant à la racine du poumon gauche : le tissu de cet organe est lui-même compris en partie dans la déchirure, et infiltré de sang noir dans une profondeur de deux à trois lignes autour de cette déchirure. Son volume est notablement diminué par la compression résultant de l'accumulation du sang dans la cavité thoracique.

» A la partie inférieure et latérale gauche de l'artère pulmonaire, un peu au dessous du point où le feuillet séreux du péricarde se réfléchit sur ce vaisseau, nous trouvâmes une déchirure de ses parois, à lambeaux irréguliers ; du sang s'était infiltré dans la gaine celluleuse de l'artère pulmonaire dans une étendue circulaire de trois ou quatre lignes autour de cette ouverture accidentelle ; à l'intérieur, elle communiquait avec une rupture, dirigée presque transversalement à l'axe du vaisseau, longue de cinq lignes, et interrompue dans son trajet par un faisceau de fibres de la membrane moyenne qui n'avaient pas été rompues complètement, en sorte que cette déchirure des parois de l'artère pulmonaire était formée par deux ruptures parallèles entre elles et contiguës : la portion des parois de ce vaisseau qui était le siège de la rupture n'offrait aucune altération appréciable, non plus que tout le reste de cette artère.

» Il est évident que la déchirure du péricarde a été consécutive à la rupture de l'artère pulmonaire; que l'accumulation brusque d'une grande quantité de sang dans l'enveloppe membraneuse du cœur a déterminé la déchirure de celle-ci; que de la sorte l'épanchement de sang dans le côté gauche de la poitrine a eu lieu presque simultanément avec celui qui remplissait le péricarde. Toutefois, comme le péricarde n'a pas été complètement distendu par le sang qui y pénétrait, puisque ce liquide s'écoulait en même temps dans la cavité de la poitrine, et qu'ainsi le cœur n'a pas été comprimé par le sang épanché, comme cela a lieu lorsque son enveloppe fibreuse reste intacte, il est vraisemblable que la mort n'a pas été aussi subite, aussi instantanée, qu'elle l'est dans les cas de rupture du cœur ou des gros vaisseaux, sans déchirure du péricarde.

» Tous les organes du ventre étaient dans l'état sain; l'estomac contenait une grande quantité d'alimens, en partie digérés, et colorés par du vin rouge.

Conclusions.

» 1° La mort du nommé Lutz a été le résultat de la rupture de l'artère pulmonaire;

» 2° La blessure du cou n'avait aucune gravité, et ne correspondait aucunement avec la rupture du vaisseau indiqué;

» 3° S'il n'est pas impossible que l'émotion éprouvée par Lutz et son état d'ivresse, lors de la lutte à l'issue de laquelle il a succombé, aient eu quelque influence sur la production de la lésion qui a déterminé sa mort, nous devons ajouter que dans beaucoup de cas aussi, on a vu des lésions analogues à celle-ci survenir sans aucune cause appréciable ;

» 4° En résumé, le nommé Lutz a succombé à un accident naturel, spontané : sa mort n'est point le résultat d'un crime. »

Ce cas remarquable confirme à lui seul toutes les réflexions que j'ai faites sur les morts subites envisagées sous le point de vue médico-légal. Sous le rapport de l'anatomie pathologique, la rupture de l'artère pulmonaire survenue ainsi chez un jeune homme dans toute la vigueur de l'âge, sans aucune espèce d'altération des parois du vaisseau, la déchirure du péricarde consécutive à celle de l'artère pulmonaire, et produite évidemment par l'accumulation brusque du sang et la distension forcée de cette enveloppe fibro-séreuse, sont autant de circonstances qui rendent encore cette observation digne d'attention.

§ IV. *De la mort subite qui résulte du développement spontané d'un fluide gazeux dans le sang, et de son accumulation dans le cœur.*

Ainsi que je l'ai dit au commencement de ce mémoire, je n'ai point eu l'intention de parler ici de toutes les lésions *spontanées* (1) qui peuvent déterminer une mort subite. J'ai voulu seulement en indiquer quelques unes dont les exemples sont assez rares, et dont les particularités m'ont paru intéressantes à signaler. Mais il n'est pas toujours possible de trouver ainsi l'explication de ces morts brusques et inattendues, et, quelle que soit l'attention qu'on apporte en en recherchant la cause sur le cadavre, il arrive assez souvent qu'on n'en découvre aucune. M. Louis en a cité des exemples (2), et plus d'une fois aussi mes investigations, dans semblable circonstance, ne m'ont rien offert qui pût fournir la solution que je cherchais.

Quoi qu'il en soit de cette remarque, qui s'applique d'ailleurs à beaucoup d'autres phénomènes de l'organisme, ces cas particuliers de mort subite démontrent que ce n'est pas toujours

(1) Cette qualification me semble nécessaire pour bien spécifier qu'aucune des altérations que j'ai mentionnées ne dépendait de violences extérieures, fait qu'il importe de noter, quand il s'agit de l'appréciation médico-légale des lésions qu'on trouve sur le cadavre.

(2) *Mémoires ou recherches anatomico-pathologiques sur plusieurs maladies.* Paris, 1826, in-8.

dans une lésion organique appréciable qu'on peut trouver la cause qui les détermine. Celle que je vais examiner se rattache, en effet, à un autre ordre de phénomènes dont l'appréciation appartient à la physiologie pathologique, et probablement plus d'une fois, elle est restée inaperçue sous le scalpel de l'anatomiste.

Je veux parler du développement spontané, pendant la vie, d'un fluide gazeux dans le sang, gaz qui produit instantanément la mort par son accumulation dans les cavités droites du cœur.

Tel est le fait très rare sur l'explication duquel la science est restée à peu près muette jusqu'à présent, mais dont la réalité ne peut, à mon avis, être mise en doute.

Morgagni (1) a rapporté un cas de mort subite qu'il a attribuée à l'interruption du mouvement du sang par le fluide aériforme que contenait ce liquide, cause particulière dont les effets avaient été déjà bien appréciés par Hippocrate (2). Mais l'opinion de Morgagni est-elle suffisamment fondée dans l'exemple qu'il cite ? Le météorisme du ventre, et l'odeur gangréneuse excessivement fétide qui s'exhala de cette cavité lorsqu'on ouvrit le cadavre, ainsi qu'il le dit, n'indiquent-ils pas un état de putréfaction déjà avancée, et dès-lors ne peut-on pas penser que les gaz mêlés au sang, et qui remplissaient spécialement les veines, résultaient de cette décomposition putride ? La quantité considérable de sérosité sanguinolente qu'il y avait dans le péritoine chez ce même sujet, ne confirme-t-elle pas cette opinion?

Morgagni relate ensuite succinctement, et à l'occasion de son observation, trois faits rapportés par Pechlin, H. Grœtz et Ruysch (§ 20), comme exemples de mort subite causée par le dégagement d'un fluide gazeux dans le sang. En traitant ailleurs (3) *des effets de l'air atmosphérique sur l'organisme*, j'ai parlé de deux cas qui ont de l'analogie avec ces derniers, et que je vais rappeler ici.

---

(1) *De sedibus et causis morborum*. Epitre V. § 18, 19, 24.

(2) *De Flatibus*, n. 19 et 21. (Morgagni, *loc. cit.*)

(3) *Dictionnaire de médecine ou Répertoire général des Sciences médicales*. T. 2. Article *air*. Page 65.

Un enfant était atteint depuis plusieurs jours de la rougeole, et tout annonçait un rétablissement prochain, quand il éprouva tout à coup, sans aucun symptôme précurseur, un sentiment de défaillance extraordinaire, il s'écrie qu'il meurt, et, en effet, il expire à l'instant même. A l'autopsie, on trouva le cœur et les vaisseaux qui y aboutissent distendus par un fluide gazeux, les parois de l'organe étaient emphysémateuses, et ses cavités vides de sang. Quelques heures après la mort, l'emphysème s'était étendu particulièrement dans le tissu cellulaire sous-cutané du tronc. Du reste, aucune altération d'organe ; il n'existait pas le moindre signe de putréfaction.

J'ai observé exactement les mêmes phénomènes sur le cadavre d'un homme robuste qui mourut subitement peu d'instants après s'être couché en parfaite santé. L'emphysème général ne se développa, chez ce dernier, que douze heures après la mort. Il n'y avait non plus aucun commencement de décomposition putride. L'infiltration gazeuse qui survint dans ces deux cas, est un phénomène assez rare ; serait-elle une conséquence de la présence d'un fluide gazeux dans le sang?

L'instantanéité de la mort et lès phénomènes qui l'accompagnent rappellent ici ce qu'on observe chez les animaux qu'on tue en leur injectant de l'air dans les veines ; aussi Morgagni a-t-il rapproché les exemples de mort subite qu'il cite, des expériences de ce genre faites sur les animaux vivants (1). A part le fait que rapporte Pechlin, et qui diffère de ces expériences quant à la rapidité de la mort et aux symptômes particuliers qui la précédèrent, ceux qui ont été observés par H. Grœtz et Ruysch présentent, en effet, une analogie remarquable avec les résultats fournis par la physiologie expérimentale, et avec les cas, déjà assez nombreux, où l'air atmosphérique a pénétré accidentellement dans les veines chez l'homme vivant, et en quantité suffisante pour causer la mort, laquelle est alors survenue tout à coup, précédée ou non d'expressions de douleur déchirante,

(1) *Loc. cit.* § 21.

d'un état passager de syncope, et quelquefois d'un tremblement convulsif du tronc et des membres qui dure quelques instants(1).

Mais dira-t-on, ce fluide gazeux qu'on retrouve ainsi dans le sang après la mort, n'est-il pas simplement un effet de la putréfaction de ce liquide? A quels caractères peut-on reconnaître que ce phénomène n'est pas purement cadavérique, et qu'il est la cause de la mort?

La réunion des circonstances suivantes peut, à mon avis, autoriser à regarder la mort comme étant due à cette cause :

1° Quand, chez l'individu qui a succombé tout à coup, inopinément, un état de syncope avec décoloration de la face, ou un tremblement convulsif général, de quelques secondes de durée, précèdent, ou, pour mieux dire, accompagnent cette brusque cessation de la vie. Quelques paroles exprimant une douleur violente ont été proférées quelquefois au moment de la mort. (La distension des cavités droites du cœur par le gaz qui s'y accumule causerait-elle une sensation déchirante?)

2° Lorsqu'on trouve alors les cavités droites du cœur distendues par un gaz, ou du sang écumeux et rouge, de telle sorte que la percussion des parois de l'oreillette et du ventricule donne une résonnance analogue à celle qu'on perçoit en frappant sur l'estomac, ou sur tout autre organe creux gonflé

(1) Si la discussion soulevée sur cette question dans le sein de l'Académie royale de médecine prouve que les effets de l'introduction accidentelle de l'air dans les veines des animaux, ne sont pas tels qu'on l'avait cru jusqu'ici, et qu'ils diffèrent notablement de ceux qu'on a attribués à cette cause chez l'homme, il résulte toujours des faits nombreux et importants que cette discussion a fait connaître, qu'il est certain que la présence accidentelle d'un fluide aériforme dans le sang, et son accumulation dans le cœur droit, entraîne subitement la mort. Ceux mêmes qui se sont plus particulièrement élevés contre cette explication de la mort chez l'homme, dans les cas où elle a été donnée comme étant la véritable interprétation des phénomènes observés, ceux-là, dis-je, ne la nient pas d'une manière absolue, seulement ils émettent des doutes, fondés sur la différence des effets particuliers qui ont alors accompagné cet accident. Mais quelle valeur peut avoir une semblable objection, quand chacun sait combien l'économie animale présente de nuances diverses dans les détails du même phénomène organique chez différents individus ?

par l'air. Le mélange du fluide aériforme avec le sang est une présomption de plus pour faire admettre que ce phénomène a eu lieu pendant la vie (ainsi qu'on le voit dans les expériences sur les animaux vivants); toutefois, l'oreillette et le ventricule droits ne contiendraient qu'un fluide gazeux sans présence de sang écumeux, que cette particularité ne suffirait pas pour faire considérer le phénomène dont il s'agit comme un effet cadavérique; car, dans plusieurs des cas où la mort a été causée, chez l'homme, par la pénétration accidentelle de l'air dans les veines (1), on a trouvé le cœur droit vide de sang, et ses cavités distendues par l'air sans mélange de ce liquide. (Observations de Dupuytren, Castara et Delpech.)

3° Enfin, quand il n'existe encore aucun commencement de putréfaction au moment de l'ouverture du cadavre, lorsqu'il n'y a aucun signe de décomposition putride qui puisse être la source du gaz qu'on retrouve accumulé dans les cavités droites du cœur. — J'hésite presque à ajouter que l'on doit bien penser que dans ces cas de mort subite un examen attentif de tous les organes n'y a fait découvrir en même temps aucune altération appréciable.

Le fait suivant va fournir un exemple bien remarquable de ce genre de mort: sa singularité justifiera les détails particuliers dans lesquels je vais entrer en le rapportant.

VIIIe *fait. — Mort subite sans aucuns phénomènes précurseurs. — Fluide gazeux distendant le cœur droit.* S. H.**, jeune et jolie personne de 22 ans, d'un caractère gai, d'une imagination très vive, demeurant à L***, avait depuis long-temps des relations intimes avec M. ***, lorsque ce jeune homme vint à Paris pour y continuer ses études; elle ne tarda pas à l'y suivre, et y arriva dans le mois d'octobre 1836. Pendant quelque temps toutes ses journées ne furent qu'une suite de plaisirs et de distractions sans cesse renouvelées. Mais, à la suite de cette vie agitée, si différente de celle à laquelle elle avait été habituée jusque-là, S. H. tomba malade dans les premiers jours de décembre. A la

(1) Voyez l'article que j'ai déjà cité, et dans lequel j'ai traité cette question. *Dict. de méd.* T. II. p. 69 et suiv.

fièvre et au malaise général qu'elle éprouvait se joignit du délire. M.***, qui n'avait cessé de lui prodiguer des soins empressés, fut effrayé de ce symptôme, et craignant des accidents plus graves, il fit transporter la malade à l'Hôtel-Dieu. Huit jours étaient à peine écoulés, que S. H. put revenir habiter chez M. ***, n'accusant rien autre chose que de la faiblesse. Je n'ai pu me procurer des renseignements plus précis sur la maladie de cette jeune personne.

Son rétablissement faisait chaque jour des progrès; elle recommençait à s'occuper des détails du ménage, ne se plaignant que du retour trop lent de ses forces. Le 21 décembre, elle passa la soirée à écrire une longue lettre à sa sœur, et lorsque M. ***, en rentrant, lui manifesta son étonnement de la trouver encore levée, elle lui répondit qu'elle se sentait beaucoup mieux, et qu'elle en avait profité pour donner de ses nouvelles à sa famille. Depuis que la saison des bals masqués était revenue, S. H. avait plusieurs fois manifesté le désir d'aller à quelques unes de ces réunions qu'elle ne connaissait pas, et M. *** la voyant aussi bien, lui proposa de l'y conduire le surlendemain; elle accepta avec joie, et un loueur de costumes vint dans la matinée du 22 décembre lui montrer plusieurs espèces de déguisements. Elle en choisit un, et jusqu'au moment où M. *** la quitta pour retourner à son étude, elle ne cessa de l'entretenir du plaisir qu'elle se promettait d'avoir avec lui pendant le carnaval.

De retour chez lui à cinq heures du soir, M. *** fut surpris de trouver S. H. couchée; celle-ci lui dit qu'elle s'était mise au lit peu de temps après son départ, parce qu'elle avait ressenti plus de fatigue que de coutume, et elle le pria d'approcher la table de son lit pour qu'elle pût manger sans se lever. M. ***, qui ne pouvait penser que S. H. était aussi faible qu'elle le disait, et qui se rappelait comme elle était gaie et surtout bien portante le matin même, lui répondit en plaisantant: «Votre faiblesse est un peu de paresse; allons, ma- » demoiselle, habillez-vous et venez dîner à table.» Tout en parlant ainsi, M. *** était occupé à rallumer le feu, près duquel le dîner était servi. N'entendant pas S. H. se lever, il se retourne, la voit à genoux sur le lit, la tête penchée sur la poitrine, ayant son jupon déjà passé autour de sa taille. Comme elle ne faisait aucun mouvement, M.*** va pour lui aider à descendre du lit; et, au moment où il allait lui prendre la main, elle relève brusquement la tête, et le regardant avec une expression de douleur et d'effroi, et en étendant brusquement les deux bras: «Je meurs, vois-tu!» dit-elle d'un son de voix déchirant, et sa tête retomba sur l'épaule de M. ***. Elle était morte.

Épouvanté d'un tel évènement, et ne pouvant y croire, ce jeune homme s'empresse d'appeler du secours. On arrive à ses cris; mais il ne s'était pas trompé, S. H. n'existait plus. Tous les détails de cette mort étrange furent transmis sans retard à l'autorité. M. le procureur du roi ordonna l'ouverture du cadavre, et le lendemain, 24 décembre, à huit heures du matin, je procédai à cette opération avec M. le docteur West.

Le corps était resté étendu sur le lit, simplement recouvert d'un drap. La chambre, assez mal close, était éclairée par deux fenêtres exposées au nord-ouest. L'une d'elles ne pouvait être fermée complètement : il n'avait pas été fait de feu dans cette pièce depuis le décès de S. H., et depuis plusieurs jours le thermomètre variait entre 3° et 4° au dessous de zéro. Voici le résumé de notre rapport.

Pâleur générale du cadavre, nul amaigrissement, rigidité du tronc et des membres, aucun signe de putréfaction commençante; le ventre est affaissé, non météorisé; aucune trace de violences extérieures; l'expression de la figure est calme; S. H. paraît endormie. Aucun liquide ne s'est écoulé de la bouche ou du nez.

Le cerveau et ses membranes ne présentent aucune trace d'altération : ses vaisseaux ne contiennent que peu de sang, et qui est mêlé de bulles gazeuses. Ce liquide ne nous offrit rien de particulier sous le rapport de sa couleur, de sa liquidité et de ses autres caractères physiques. La substance cérébrale est assez ferme, sans injection notable; il en est de même du cervelet et de la moelle alongée. Un peu de sérosité limpide dans les ventricules cérébraux.

Tous les organes du ventre dans l'état sain. L'estomac et les intestins contiennent peu de gaz. L'utérus et ses dépendances dans l'état normal.

Les poumons, parfaitement sains, n'offrent qu'un peu d'infiltration séro-sanguinolente dans leur partie postérieure, résultat évident de la congestion mécanique qui a suivi la mort. Les plèvres ne renferment qu'une petite quantité de sérosité rougeâtre. Les cavités droites du cœur sont très distendues, comme insufflées, de telle sorte qu'en les frappant avec le manche du scalpel, elles résonnent comme tous les organes creux gonflés d'air. Rien de semblable dans les cavités gauches, qui ne contiennent pas de sang. Les parois de l'oreillette et du ventricule droits furent à peine incisées qu'elles s'affaissèrent, et nous vîmes que ces cavités ne contenaient qu'une grande quantité d'écume sanguinolente à grosses bulles, plus rouge que le sang qui s'était écoulé des vaisseaux déjà ouverts. En détachant le cœur, dont le tissu n'était aucunement emphysémateux, il s'écoula des veines pulmonaires un sang noir, liquide, non spumeux, ne présentant, comme celui des vaisseaux cérébraux, aucune altération appréciable dans ses diverses qualités physiques. L'artère pulmonaire contenait une assez grande quantité de sang écumeux.

Les circonstances particulières de ce cas si remarquable de mort subite, son analogie avec ce qu'on a observé chez quelques uns des individus qui ont péri tout à coup par l'effet de l'introduction accidentelle de l'air dans les veines, la présence d'un fluide gazeux accumulé dans les cavités droites du cœur, et en distendant les parois, me firent penser que la mort de S. H. était le résultat de ce développement spontané d'un gaz dans le sang; et telles furent nos conclusions dans l'enquête judiciaire dont nous étions chargés.

L'absence de tout signe de putréfaction, l'état de conservation parfaite du cadavre, due à son exposition dans une chambre mal close, froide, et avec une température extérieure de 3° ou 4° au dessous de zéro, étaient autant de conditions qui concouraient à prouver que la présence de ce fluide gazeux dans le cœur ne provenait pas d'une décomposition putride du sang. Mais ce liquide n'avait-il pas subi quelque altération particulière dans la maladie dont S. H. avait été atteinte, et dont elle n'était pas encore tout à fait guérie quand la mort est venue la frapper? Le fait est possible. Toutefois, je ferai remarquer que l'état d'embonpoint dans lequel était cette jeune fille au moment de sa mort n'indique pas que sa maladie ait été de nature à altérer profondément sa constitution; et le sang qui s'écoula de tous les organes n'offrait aucune de ces altérations qu'on y observe quelque fois à la suite des fièvres typhoïdes, et de certains états morbides mal déterminés.

Quelle était la nature du fluide gazeux qui distendait ainsi le cœur droit? S'il ne résultait pas d'une décomposition spontanée du sang, de la putréfaction de ce liquide, quelle était donc l'origine de ce gaz? Méry (1) pensait d'après des expériences faites

(1) *Mém. de l'Acad. R. des Sc.* an 1707. (Morgagni, *loc. cit.* § 26.)

sur des animaux vivants, que l'air atmosphérique pouvait passer en nature des ramifications bronchiques dans les veines pulmonaires, et de là dans les artères, sans se mêler intimement au sang. Littre (1) a admis que l'air reste combiné avec toute les humeurs du corps vivant, tant que celles-ci conservent leur mouvement naturel et leur liquidité, mais qu'il s'en sépare aussitôt que la mort détermine leur stagnation. Il expliquait ainsi la présence d'un fluide aériforme dans les veines des individus qui meurent d'hémorrhagie. Toutefois, Littre croyait que ce phénomène pouvait être dû aussi à la cause signalée par Méry, et Morgagni (2) cite des expériences qu'il a faites, et qui lui font adopter également cette dernière opinion.

Bichat (3) n'élève aucun doute sur la réalité de ce phénomène, et il émet sur sa cause la même opinion que Méry, Littre et Morgagni « Le passage de l'air dans les vaisseaux sanguins, » dit-il, arrive quelquefois chez l'homme sans que l'infiltration » de l'organe cellulaire ait lieu ; alors la mort est subite. » Il ajoute qu'il a ouvert le cadavre d'un individu qui périt tout à coup dans une affection convulsive des muscles pectoraux, et chez lequel il trouva dans les artères et les veines, spécialement dans celles du cou et de la tête, un sang écumeux mêlé de beaucoup de bulles d'air. On sait que Bichat attribuait alors la mort à l'action de l'air sur le cerveau, opinion déjà émise par Morgagni (4).

Avec cette explication, on admet naturellement que le fluide gazeux mêlé au sang est de l'air atmosphérique. Mais, dans aucun cas de ce genre, on ne s'en est encore assuré, du moins que je sache, par l'analyse chimique. M. Kerolle a étudié récemment ce point de physiologie pathologique (5). Quelques

---

(1) *Hist. de l'Acad. R. des Sc.* an 1714, et *Mém.* de la même année (Morgagni, *loc. cit.* § 25.)

(2) Même lettre, § 27.

(3) *Recherches physiologiques sur la vie et la mort*, 2e édit. page 286, en note.

(4) *Loc. cit.* § 24.

(5) *Dissertation sur un nouveau genre de pneumatose qui se développe*

expériences le conduisent à penser aussi que la présence du gaz qu'on trouve dans les vaisseaux, à la suite d'hémorrhagies abondantes, résulte de l'absorption pulmonaire, et non pas de la pénétration de l'air par les vaisseaux ouverts, et il admet implicitement que le fluide gazeux qui remplit les vaisseaux, est de l'air atmosphérique; mais il n'a fait aucune expérience qui le prouve directement.

Les recherches importantes de M. G. Magnus (1), qui démontrent que l'acide carbonique ne se développe pas dans les poumons, mais qu'il existe tout formé dans le sang veineux, et en proportion considérable (sa quantité équivaut à un cinquième du volume du sang employé), ces recherches, dis-je, donneraient-elles la solution de la question que j'examine? Malgré sa combinaison intime avec le sang veineux, l'acide carbonique pourrait-il s'en séparer dans certains cas pathologiques, ainsi que l'oxygène et l'azote qu'on y trouve aussi dans l'état normal? Ce fluide gazeux ne serait-il pas plutôt le résultat d'une décomposition spontanée du sang, fait que les observations de M. Bonnet de Lyon (2) autoriseraient à admettre, si, comme il l'a annoncé, le sang des individus affectés de maladies dites putrides, renferme pendant la vie de l'hydro-sulfate d'ammoniaque, dont Vauquelin avait déjà reconnu la présence, mais dans le sang qui s'est putréfié après son extraction par la saignée (3).

Enfin, quelle que soit la cause qui donne lieu au dégagement d'un fluide gazeux dans le sang pendant la vie, et quelle que soit la nature de ce gaz, il n'est pas douteux, d'après la rapidité de la mort, qu'il tue de la même manière que l'air qui

---

à la suite des hémorrhagies abondantes. Thèses de Paris, 1832; in-4°, n. 129.

(1) *Mémoire sur les gaz contenus dans le sang, et sur la théorie de la respiration.* Annalen der phys. und chim.— Journ de Chimie méd., n° de novembre 1837, pag. 537 et suiv.

(2) *Mémoire sur la composition et l'absorption du pus.* Gaz. méd., n. 38, pag. 601, ann. 1837.

(3) Annales de chimie et de physique, t. XVI, p. 363. — Lecanu, *Études chimiques sur le sang humain.* Dissert. inaug. Paris, 1837, in-4.

pénètre accidentellement par l'ouverture d'un tronc veineux voisin du cœur.

Ce point de physiologie pathologique a été interprété diversement depuis Nysten (1), dont l'explication est la même, quant au fond, que celle de Morgagni, et que M. Magendie a également adoptée (2) : ces auteurs s'accordent à considérer la mort comme l'effet de la brusque cessation de la circulation, par suite de l'accumulation de l'air et de sa raréfaction dans les cavités du cœur qu'il distend, et au resserrement desquelles il s'oppose. M. Leroy (d'Etiolles) (3) pense que l'air peut alors produire la mort de trois manières : par son influence sur le cerveau, en affectant sa sensibilité (comme le pensait Bichat), ou en agissant sur cet organe mécaniquement ; par son influence sur le poumon, en déterminant un emphysème subit dans cet organe ; par son influence sur le cœur, en le privant de sang artériel. Suivant M. Piédagnel (4), la mort résulte uniquement, dans cette circonstance, de l'emphysème pulmonaire. M. Mercier (5), qui a rapporté un nouvel exemple de mort subite chez l'homme, due à la pénétration accidentelle de l'air dans les veines, pense, contrairement à l'opinion de Nysten et de M. Magendie, que l'air, en raison de sa compressibilité, cède aux efforts de contraction des cavités droites, et se laisse comprimer ; mais que, lorsque ces mêmes cavités viennent à se dilater, l'air, reprenant son volume primitif, les remplit, et empêche l'abord du sang. De là, la stase du sang veineux et l'interruption de la circulation artérielle, qui sont la cause de la mort.

(1) *Recherches de physiologie et de chimie pathologiques*, etc. Paris, 1811, in-8°.

(2) *Sur l'entrée accidentelle de l'air dans les veines, sur la mort subite qui en est l'effet*, etc. Journal de physiologie expér. ; ann. 1821, t. I, pag. 190.

(3) *Note sur les effets de l'introduction de l'air dans les veines.* Archives gén. de Méd. ; ann. 1823, t. III, p. 410.

(4) Mém. cité.

(5) *Observations sur l'introduction de l'air dans les veines, et sur la manière dont il produit la mort.* Gazette Méd., ann. 1837, n. 31, p. 481.

Le défaut d'hématose, déjà indiqué par M. Leroy (d'Étiolles), et sur lequel M. Poiseuille insiste aussi, est un phénomène qui me paraît être tout à fait étranger, comme influence, à l'instantanéité de la mort; l'histoire de l'asphyxie me fournirait, s'il en était besoin, de nombreuses preuves à l'appui de cette observation.

M. Dénot (1) ne partage pas l'opinion de M. Mercier sur la nature de l'obstacle qui s'oppose à l'accès du sang dans le cœur droit. Suivant lui, l'incapacité de la valvule auriculo-ventriculaire à contenir l'air, et par suite le reflux de celui-ci du ventricule dans l'oreillette, explique d'une manière satisfaisante comment l'air s'accumule dans les cavités droites du cœur pour en empêcher l'abord au sang veineux. Enfin, d'après M. Poiseuille (2), la mort qui suit immédiatement l'introduction de l'air dans les veines reconnaît pour ***seule et unique cause*** la cessation plus ou moins complète de la circulation pulmonaire; celle-ci résulte de la pénétration dans l'artère pulmonaire d'un sang mêlé d'air, dont le passage dans les capillaires du poumon nécessitant une pression beaucoup plus considérable que celle qu'exige le sang libre de tout mélange avec l'air, obstrue bientôt la plus grande partie des poumons.

De quelque manière qu'on explique ce phénomène, il est évident que la mort qui résulte de la pénétration accidentelle de l'air dans les veines est produite par la brusque interruption de la circulation pulmonaire, et par l'impossibilité du retour du sang dans le cœur droit, dont les cavités sont distendues par l'air plus ou moins raréfié qui y a pénétré. Telle est aussi la conclusion énoncée dans le rapport que M. Bouillaud vient de lire à l'Académie royale de médecine (séance du 28 novembre dernier), sur les expériences faites par M. Amussat pour éclairer cette

(1) *Lettre sur la manière toute physique dont la mort arrive dans les cas d'introduction d'air dans les veines.* Gaz. Méd., ann. 1837, n. 46, pag. 726.

(2) *Lettre sur les causes de la mort par suite de l'introduction de l'air dans les veines.* Gaz. Méd., ann. 1837, n. 42, p. 671

question. En outre, dans ces expériences, qui sont au nombre de quarante, on a remarqué que la mort par l'introduction de l'air dans les veines a toujours été d'autant plus prompte que les animaux étaient plus affaiblis au moment de l'expérience; observation importante, qui s'applique tout à fait aux différents individus qu'on a vu périr subitement par cette cause, et qui peut concourir à expliquer pourquoi la rapidité de la mort a été toujours bien plus grande chez l'homme qu'elle ne l'est souvent chez les animaux.

Cette dernière remarque est également applicable en tous points au fait particulier que j'ai rapporté plus haut; il y a lieu de croire que l'état de faiblesse dans lequel était depuis quelque temps la jeune S. H. a pu contribuer à rendre sa mort aussi instantanée. Enfin, les détails qui précèdent me paraissent suffisants pour faire apprécier désormais les cas dans lesquels la mort peut être attribuée à la cause que je viens de signaler; et, si j'ai bien fait connaître quelles sont les conditions nécessaires pour que cette explication soit fondée, le lecteur partagera sans doute l'opinion que nous avons émise à ce sujet dans une affaire sur laquelle MM. Magendie, Orfila et moi, fûmes appelés à donner notre avis. Voici la copie de notre consultation.

Consultation médico-légale sur un cas de mort subite chez une femme enceinte.

« Nous, soussignés, etc., en vertu de l'ordonnance de M. Corthier, juge d'instruction près le tribunal de la Seine, nous sommes rendus le 28 février 1837 en son cabinet, au palais de justice, à l'effet de répondre aux questions énoncées dans une commission rogatoire, du 20 novembre 1836, de M. C***, juge d'instruction près le tribunal de première instance de l'arrondissement de D***.

» Lesdites questions sont relatives à la mort de la fille B*** dont la cause reste incertaine, et c'est sur ce point que l'on demande aux soussignés leur opinion après examen des pièces qui leur seront soumises.

» Antérieurement à notre réunion du 28 février, l'un de nous (M. Ollivier d'Angers), auquel la commission rogatoire avait été communiquée, ainsi que le procès-verbal d'autopsie, demanda par une lettre adressée à M. Corthier : 1° un second rapport sur l'ouverture du corps de la fille B***, attendu qu'il était dit dans le premier que la tête n'avait pas été ouverte; 2° l'envoi de l'estomac et des intestins, ainsi que les matières contenues dans ces organes, afin de soumettre le tout à l'analyse chimique, et de déterminer d'abord s'il n'y avait pas eu empoisonnement; il demandait en outre des renseignements détaillés sur les symptômes que la fille B*** avait éprouvés avant de succomber.

» M. Corthier, juge d'instruction, reçut le 12 décembre 1836 un supplément de rapport d'autopsie avec la minute de l'interrogatoire de la femme D***, relatif aux circonstances qui avaient précédé la mort de la fille B***, et quatre bocaux fermés et scellés, contenant l'estomac et les intestins de la fille B***, et le sang recueilli dans les cavités du cœur. M. Barruel, chef des travaux chimiques de l'école de médecine, fut adjoint à l'un de nous pour procéder à l'analyse des matières contenues dans l'estomac et les intestins, ainsi qu'à celle de ces organes; un rapport détaillé de ces expériences a été rédigé, et est joint aux pièces à examiner. Ces recherches ne firent découvrir aucune trace de substance vénéneuse.

» Nous allons présenter un résumé des faits énoncés dans ces pièces, et nous examinerons ensuite s'ils fournissent quelques lumières propres à éclairer sur les causes de la mort de la fille B***.

« Cette fille, âgée de 24 ans, était arrivée presque au terme de sa grossesse, sans avoir éprouvé de trouble bien notable dans sa santé, à l'exception de *tremblements* qui s'étaient manifestés passagèrement, et à plusieurs reprises (interrogatoire de la femme D***). Le 24 novembre 1836, une heure après avoir déjeuné, la fille B*** sort un instant de sa chambre pour prendre l'air, et en rentrant elle s'assied en se plaignant d'être indisposée : elle tremblait, et avait la face très rouge. Elle demande un verre d'eau sucrée dont l'ingestion fut presque aussitôt suivie de vomissements, lesquels cessèrent bientôt : une grande difficulté de respirer leur succéda. Cette dyspnée alla toujours en augmentant, et au bout d'une demi-heure la fille B*** avait cessé de vivre. Il n'y eut pas un instant de syncope ou de perte de connaissance : elle ne ressentit aucune des douleurs qui annoncent un travail d'accouchement ; et au milieu de cet accès de suffocation, la fille B*** put encore appeler assez haut la femme D*** qui venait de descendre son escalier, et qui remonta aussitôt. En la voyant rentrer, elle lui dit : J'étouffe, et ce fut peu de temps après qu'elle expira.

» L'ouverture du cadavre, faite quarante-deux heures après la mort, le 26 novembre 1836, ne fit découvrir à MM. les experts aucune altération grave ; ils ont signalé *l'existence de gaz mêlé au sang des veines sous-cutanées de la poitrine, et qui s'échappa avec un sifflement très sensible, quand on ouvrit ces vaisseaux. Les cavités droites du cœur, dont le volume était plus considérable que dans l'état normal, et qui offrait de la résistance à la pression, semblaient bien remplies ; incisées transversalement, les parois de ces cavités se sont aussitôt affaissées complètement sur elles-mêmes ; l'oreillette non plus que le ventricule droit ne contenaient aucun caillot.*

» Les poumons étaient dans l'état le plus parfait d'intégrité, ainsi que l'estomac et les intestins. La matrice renfermait un fœtus du sexe féminin, intact dans toutes ses parties, de même que ses annexes. »

» L'examen du cerveau, fait le 10 décembre, quatorze jours après l'inhumation, n'a fait voir aucune altération appréciable, soit dans les membranes, soit dans la substance cérébrale : la moelle épinière n'a pas été mise à découvert ; il n'est pas fait mention de cet organe.

» MM. les experts ont conclu de leur rapport « qu'il n'était » pas possible d'assigner une cause certaine à la mort de la » fille B*** ; cependant, que peut-être la présence du gaz trouvé

» dans les cavités droites du cœur et des veines pourrait l'ex- » pliquer, en admettant toutefois que le gaz ne soit pas le » produit d'un commencement de putréfaction. »

» Tels sont les faits et explications sur lesquels nous sommes appelés à donner notre opinion.

» L'état des organes observés sur le cadavre n'explique aucunement les symptômes qui ont précédé la mort de la fille B***. Il est évident qu'elle a succombé à une dyspnée développée subitement et toujours croissante, à une sorte d'asphyxie, et pourtant les poumons étaient dans *l'état le plus parfait d'intégrité*, disent MM. les experts. Mais il eût été nécessaire d'indiquer au moins la coloration de leur tissu. Était-il rosé ou noirâtre ? Les vaisseaux pulmonaires étaient-ils gorgés de sang ? ce sang était-il noir et très liquide ? Nous n'avons aucun renseignement qui réponde à ces questions.

» On a signalé dans ces derniers temps plusieurs exemples d'emphysème pulmonaire spontané suivi de mort subite, cas dans lequel ces organes n'offrent qu'un volume plus considérable, une expansion de leur tissu qui rend la cavité thoracique trop étroite pour les contenir ; aussi font-ils hernie entre chaque espace intercostal que le scalpel vient à ouvrir. Une dissection attentive fait alors découvrir une infiltration gazeuse dans le tissu cellulaire interlobulaire. Une altération de ce genre serait-elle survenue chez la fille B*** ? Son état de grossesse avancée n'était-il pas une prédisposition à cet accident, en apportant une gêne habituelle plus ou moins grande dans la respiration, comme on l'observe si souvent chez les femmes enceintes ? Nous émettons cette hypothèse parce qu'elle peut s'allier avec une apparence *d'intégrité parfaite* du tissu pulmonaire.

» Mais la cause d'une suffocation rapidement mortelle n'a pas seulement son siège dans les poumons, elle dérive aussi souvent d'une affection du cœur, et le volume de cet organe était *plus considérable que dans l'état normal* chez la fille B***. Toutefois, il n'est pas dit si ses parois étaient ou non hypertrophiées, si ses cavités étaient rétrécies ou dilatées. Nous ne pouvons donc signaler ici cette cause que comme possible.

» Une dyspnée rapidement mortelle peut encore être consécutive à une affection du cerveau, à une compression de cet organe, par exemple. Mais alors il existe des phénomènes cérébraux très prononcés, une torpeur ou un assoupissement plus ou moins profond, tandis que la fille B*** a conservé jusqu'à la fin sa connaissance : elle a pu appeler à haute voix la femme D***, quand cette dernière sortit un instant de la chambre ; il est donc peu probable que la suffocation, développée si brusquement, ait dépendu d'une lésion du cerveau. Néanmoins, nous devons ajouter que le temps qui s'était déjà écoulé depuis l'inhumation (quatorze jours), lorsqu'on a procédé à l'examen de cet organe, a suffi pour faire disparaître les traces d'une congestion vasculaire ou d'un épanchement séreux abondant, si l'un ou l'autre de ces phénomènes morbides eût existé avant la mort.

» Une hémorrhagie ou apoplexie de la portion cervicale de la moelle épinière peut être accompagnée d'une dyspnée subite et intense, mais il existe en même temps une paralysie générale, et rien de semblable n'a eu lieu ici. Nous ne pouvons d'ailleurs émettre aucun avis à ce sujet, la moelle épinière n'ayant pas été examinée.

« Cette dyspnée, si rapidement mortelle, aurait-elle été un de ces accès d'angine de poitrine, affection sur la nature de laquelle on n'a que des notions très incomplètes?

» Quant à cette opinion que MM. les experts expriment avec doute, que la mort peut être due à la présence du gaz qui distendait les cavités droites du cœur, nous dirons qu'il existe, en effet, plusieurs exemples de mort subite due à l'accumulation spontanée ou accidentelle d'un fluide élastique dans les cavités du cœur ; mais alors la mort a été instantanée, soudaine, sans qu'on ait remarqué dans cette transition brusque de la vie à la mort les phénomènes éprouvés par la fille B..., qui a été en proie à une suffocation de plus en plus grande, pendant une demi-heure avant de succomber. Cette explication n'est donc pas applicable au cas que nous examinons. D'ailleurs, quarante-deux heures s'étaient écoulées depuis la mort quand on procéda à l'ouverture du cadavre : la putréfaction pouvait avoir fait déjà assez de progrès pour donner lieu à un dégagement de fluides élastiques dans le sang , liquide qui, dans certaines circonstances, se putréfie rapidement. Le gaz qui s'est également échappé des veines sous-cutanées de la poitrine vient à l'appui de cette opinion. En outre, si l'on a entretenu du feu constamment allumé dans la pièce où le cadavre fut exposé jusqu'au moment de l'autopsie, l'élévation de la température n'aura-t-elle pas contribué aussi à la production du phénomène dont il s'agit, en hâtant la putréfaction ?

» Les résultats fournis par l'analyse chimique prouvent qu'il n'existait pas de substance vénéneuse dans les organes et les liquides qui ont été examinés. Toutefois nous devons faire observer que les matières rejetées pendant les vomissements, ainsi que celles que l'estomac pouvait contenir quand on l'ouvrit lors de l'autopsie, n'ont été l'objet d'aucun examen. Néanmoins, en admettant comme exact le récit de la femme D***, et d'après l'état sain des organes observés sur le cadavre, il serait difficile de rapporter les symptômes éprouvés par la fille B*** à ceux que détermine l'ingestion des poisons connus. Il y a eu quelques vomissements, il est vrai ; mais ils ont eu lieu immédiatement après que la fille B*** eut bu le verre d'eau sucrée qu'on lui prépara ; et l'on ne dit pas quelle était la nature des matières vomies , ni si les aliments mangés pendant le déjeuner furent rejetés. Quoi qu'il en soit, ces vomissements cessèrent presque aussitôt, comme l'a déclaré la femme D*** , et la dyspnée qui leur succéda jusqu'à la mort fut le seul symptôme qu'on ait remarqué. Enfin, pour répondre à la dernière question énoncée dans la commission rogatoire de M. le juge d'instruction de D.... , question ainsi conçue : « Si, dans le cas d'empoisonnement à l'aide de substances vénéneuses dont l'absorption est presque complète, tels que l'acétate de morphine et autres, on peut, lors de l'autopsie, en retrouver quelques traces, quelles sont ces traces? » nous dirons que si l'absorption a été complète, on ne peut pas retrouver à l'autopsie la substance vénéneuse dans le canal digestif, tandis que, si cette absorption a été incomplète, l'analyse chimique peut encore en démontrer l'existence. En outre, les altérations qu'on observe dans certains cas après l'absorption du poison, peuvent faire soupçonner l'existence de ce dernier, lors même qu'il a été absorbé complètement ; mais il paraît que dans le cas dont il s'agit, on n'a remarqué aucune espèce de lésion dans le tube digestif.

» Il résulte de la discussion à laquelle nous venons de nous livrer, qu'il nous est impossible de déterminer d'une manière positive la cause de la mort de la fille B*** ; que tout porte à penser qu'elle a été naturelle, et que rien n'indique qu'elle soit due à un empoisonnement. »

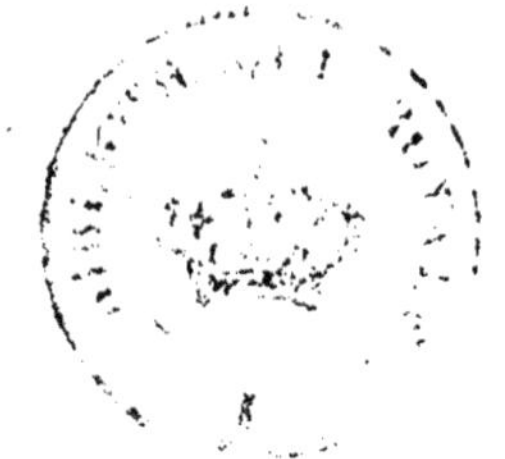

www.ingramcontent.com/pod-product-compliance
Ingram Content Group UK Ltd.
Pitfield, Milton Keynes, MK11 3LW, UK
UKHW020517180726
13839UKWH00005B/2152

9 782329 318240